SUR

# QUELQUES DIFFICULTÉS DE DIAGNOSTIC

DANS LES

# MALADIES CHRONIQUES

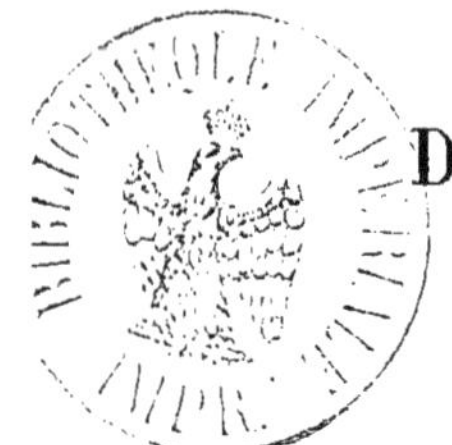

# DES ORGANES PULMONAIRES

---

MÉMOIRE LU A LA SOCIÉTÉ D'HYDROLOGIE MÉDICALE DE PARIS

DANS LA SÉANCE DU 7 MARS 1859,

PAR


**le docteur RENÉ BRIAU,**

Bibliothécaire de l'Académie impériale de médecine,
Membre de la Société asiatique, de la Société d'hydrologie médicale, etc., etc.,
Chevalier de la Légion d'honneur, officier de l'ordre du Sauveur de Grèce.


---


PARIS,

LIBRAIRIE DE VICTOR MASSON,

PLACE DE L'ÉCOLE-DE-MÉDECINE.

1859.

DU MÊME AUTEUR :

1° CHIRURGIE DE PAUL D'ÉGINE, texte grec, restitué et collationné sur tous les manuscrits de la Bibliothèque impériale, accompagné des variantes de ces manuscrits et de celles des deux éditions de Venise et de Bâle, ainsi que de notes philologiques et médicales, avec traduction française en regard, précédé d'une introduction par le docteur René Briau. Paris, 1855, 1 volume grand in-8. — Prix : 9 fr.

2° COUP-D'OEIL SUR LA MÉDECINE DES ANCIENS INDIENS. Paris, 1858, brochure grand in-8. — Prix : 1 fr. 25.

Paris. — Imprimerie de L. Martinet, rue Mignon, 2.

SUR

QUELQUES DIFFICULTÉS DE DIAGNOSTIC

DANS LES

# MALADIES CHRONIQUES

## DES ORGANES PULMONAIRES

---

Lorsque l'on considère le nombre et l'importance des recherches d'anatomie pathologique et des études stéthoscopiques faites dans le but d'éclairer la pathologie des maladies thoraciques, depuis que l'illustre Laënnec a ouvert cette voie féconde, on est naturellement porté à regarder la science comme faite sous ce rapport, ou du moins comme laissant peu de chose à désirer. En effet, les travaux spéciaux sur les affections pulmonaires chez les enfants, chez les adultes et chez les vieillards, l'examen microscopique de leurs diverses altérations et de leur histologie morbide, de même que l'observation des phénomènes d'auscultation et de percussion qui leur correspondent, ont été poussés assez loin pour qu'il soit tout d'abord permis de penser qu'après une moisson si riche, il ne reste guère que des épis à glaner.

Cependant, lorsqu'il est appelé à mettre en pratique les notions en apparence si complètes fournies par la science, le médecin éprouve souvent de grandes difficultés et des mécomptes regrettables. C'est que malheureusement la connaissance des relations existant entre les diverses altérations observées sur le cadavre et les signes stéthoscopiques ou autres fournis par le malade vivant, n'a point encore acquis la précision et la netteté suffisantes pour que, dans un certain nombre d'affections chroniques, le diagnostic puisse être porté avec sûreté et sans hésitation. La valeur et la signification des symptômes constatés pendant le cours de la maladie sont restés, pour des cas qui sont loin d'être rares, obscures, mal précisées, indécises; de sorte que le praticien, mal renseigné sur la nature et la gravité du mal qu'il doit combattre, se trouve, dans ces cas, en proie à une véritable perplexité sur le diagnostic et le pronostic à porter.

C'est là une source d'erreurs que chacun de nous doit s'efforcer d'amoindrir de plus en plus, puisque l'on ne peut espérer de la faire cesser complétement; et cette simple remarque fera comprendre tout l'intérêt qui doit s'attacher aux faits cliniques propres à jeter quelques lumières sur ces points si embarrassants de la pratique.

Le but de ce mémoire est donc, comme son titre l'indique d'ailleurs, d'attirer l'attention des cliniciens sur les difficultés du diagnostic de certaines maladies chroniques de la poitrine, et plus spécialement de celles qui peuvent le plus souvent être confondues avec la phthisie tuberculeuse, quoiqu'elles en diffèrent radicalement par leur nature et leur gravité ; c'est d'appeler de nouvelles investigations sur la valeur et la signification de signes que nous sommes trop facilement enclins à attribuer presque exclusivement à la tuberculisation pulmonaire; de provoquer des recherches plus approfondies sur les rapports existant entre certains états morbides des organes respiratoires et les phénomènes qui en sont l'expression ; en un mot, de remettre à l'étude une partie importante de l'histoire des affections chroniques de ces organes. J'espère arriver, à l'aide des faits et des observations que je me propose de faire connaître, à démontrer que certaines maladies ayant par elles-mêmes peu de gravité, sont cependant assez souvent confondues avec la phthisie ; et si je ne donne pas encore les moyens d'établir une distinction pourtant bien désirable, je croirai néanmoins avoir déjà fait quelque chose d'utile en établissant le fait de la confusion qui existe et en provoquant les efforts propres à la faire cesser.

Bien que les résultats thérapeutiques du traitement hydro-minéral de Bonnes soient un des éléments essentiels de mon travail, comme ils en sont le point de départ, je dois cependant déclarer tout de suite qu'il n'entre point dans mon plan de disserter ici sur les effets de cette médication thermale, ni d'examiner les modifications générale et spéciale qu'elle imprime à l'économie. Son action particulière sur les organes de la respiration ressortira d'ailleurs d'elle-même, et sans que j'aie besoin d'y insister, des faits qui vont suivre. Je veux me borner à étudier la question pathologique, abstraction faite de la médication dont le résultat seul sera invoqué pour appuyer ma manière de voir. Je demanderai seulement la permission de faire remarquer en passant que c'est véritablement une bonne fortune pour la science d'avoir un lieu où viennent se réunir en grande quantité des sujets atteints d'affections analogues, et où des maladies assez rares d'ailleurs, au moins relativement, sont soumises à l'observation médicale en nombre suffisant pour qu'on puisse les étudier comparativement et arriver ainsi à saisir des différences pathologiques qu'on ne rencontre guère dans la pratique civile non plus que dans celle des hôpitaux. Cette circonstance heureuse permettra sans doute plus tard d'établir le diagnostic différentiel des diverses affections chroniques des voies respiratoires, et de combler une lacune bien regrettable dans l'histoire de ces états morbides. J'ajouterai que je considère comme un devoir impérieux pour tout médecin appelé à observer des faits de ce genre, de les faire connaître dans tous leurs détails, d'en présenter les déductions et de permettre ainsi à chacun de ses confrères d'en apprécier la portée et de tirer de leur comparaison les conséquences pratiques qui doivent en découler.

A la vérité, dans cette clinique hydro-minérale, nous sommes privés d'un des plus puissants moyens d'investigation que l'étude de la médecine ait à sa disposition, je veux parler de l'examen nécroscopique. Mais, outre que les affections le plus habituellement curables échappent nécessairement à cet examen, nous avons, pour y suppléer dans une certaine mesure, les résultats mêmes du traitement qui, dans beaucoup de cas, jettent une vive lumière sur les conditions pathologiques des maladies, suivant l'aphorisme bien connu : *naturam morborum ostendunt curationes.* En effet, je suppose un sujet présentant tous les signes physiques et rationnels de la tuberculisation, soit au premier degré, soit à la période de ramollissement ; je suppose en outre qu'un résultat complétement heureux vienne couronner le traitement, quel qu'il soit, que l'on aura jugé convenable d'employer ; il est clair que l'examen stéthoscopique pratiqué à la suite de la guérison conduira presque infailliblement le médecin à établir après coup un diagnostic différentiel légitime, et à connaître si le sujet était bien réellement tuberculeux, ou si, au contraire, il était atteint d'une autre maladie chronique des poumons. Car, dans ce dernier cas, il trouvera la respiration revenue pleinement à son état normal, et les organes ne lui présenteront aucune trace des altérations dont ils étaient le siége ; tandis que dans le cas de vraie phthisie il constatera des phénomènes d'auscultation et de percussion qui révéleront l'existence soit de tubercules à l'état crétacé, soit d'une excavation cicatrisée ; de sorte que dans l'une comme dans l'autre hypothèse, il aura les éléments nécessaires pour apprécier jusqu'à un certain point la nature de la maladie.

Deux saisons déjà passées aux Eaux-Bonnes ont amené sous mes yeux un nombre de malades suffisamment variés pour qu'il m'ait été permis de reconnaître que, si l'on peut accepter didactiquement, comme règles générales, les principes posés par Laënnec et par l'école française en matière de stéthoscopie, il faut savoir aussi qu'en pratique ces règles souffrent d'assez nombreuses exceptions. Ainsi, il est bien certain que l'affection tuberculeuse des poumons est souvent d'un diagnostic difficile et parfois impossible, que l'ensemble des signes physiques et rationnels regardé généralement comme l'expression de cet état morbide, ne lui appartient point exclusivement, et que l'on peut le constater dans des lésions d'une tout autre nature, provenant de causes diverses, guérissant avec plus ou moins de facilité, et à cause de cela même moins connues et mal définies.

Déjà, en 1857, lors de mon premier séjour aux Eaux-Bonnes, il m'était venu des doutes sérieux sur plusieurs de ces points de pathologie ; et, à mon retour, préoccupé de ces questions, j'avais prié quelques-uns de mes confrères des hôpitaux de Paris de diriger leurs recherches cliniques sur ce sujet difficile. Mais quel que soit le nombre considérable des maladies pulmonaires que l'on observe dans les différents services de la pratique nosocomiale, les cas auxquels je fais allusion s'y rencontrent fort rarement, ou bien on ne les y garde pas. Aux Eaux-Bonnes, au contraire, ils sont relativement assez fréquents pour qu'il m'ait été donné d'en rencontrer huit dans les deux années que je viens d'y passer. Ces remarques expliquent pourquoi il ne m'a pas été possible d'obtenir à Paris les éclaircissements que je cherchais. Elles donnent aussi un des principaux motifs pour lesquels je me suis déterminé à publier quelques-uns des faits que j'ai observés. J'ai l'espoir, en le faisant, d'engager mes confrères à se livrer à de nouvelles études pour arriver à jeter quelques lumières sur le diagnostic différentiel des états morbides des organes respiratoires que les symptômes observés peuvent faire confondre avec la phthisie tuberculeuse à ses différentes périodes.

---

I^re^ OBSERVATION. — Mademoiselle M. D..., est âgée de dix-huit ans, petite de taille et de constitution délicate. Son père est mort à trente-huit ans d'une affection chronique de la poitrine, sur la nature de laquelle il m'a été impossible d'avoir des renseignements précis. Sa mère est elle-même atteinte d'une maladie chronique des bronches existant depuis plusieurs années.

Mademoiselle M. D... a été prise au mois d'avril 1857 d'un *rhume* qui s'est prolongé jusqu'en septembre de la même année, époque où la toux diminua sensiblement sans pourtant cesser tout à fait. Au mois de février 1858 elle fut atteinte de la grippe, à la suite de laquelle la toux persista avec une certaine intensité, malgré tous les traitements qui furent employés, et au nombre desquels était l'huile de foie de morue.

Les médecins de la localité avaient porté un pronostic grave et avaient vivement engagé la mère à conduire sa fille à Montpellier pour y prendre les conseils d'un membre éminent de la Faculté. La mère, justement inquiète, se rendit à cet avis, et vint dans les premiers jours de juin consulter le docteur Bertrand, qui lui prescrivit d'aller faire une cure aux Eaux-Bonnes. Cet honorable confrère me présenta lui-même la jeune malade le 5 juin, et en la recommandant à mes soins, il me manifesta des craintes que d'ailleurs il n'avait point dissimulées à la mère. Son diagnostic fortement motivé concluait à l'existence de tubercules crus au sommet des deux poumons.

Elle arriva aux Eaux-Bonnes le 17 juin et présenta à mon examen les signes suivants : la face était pâle et les traits un peu tirés. L'embonpoint était sensiblement diminué. Il y avait de l'anorexie, une petite toux sèche, fréquente, non quinteuse, sans expectoration. Lorsque la malade montait ou marchait vite, il y avait un peu de dyspnée et d'essoufflement. Du reste, pas d'hémoptysie, menstruation régulière, mais peu abondante, et en général la plupart des fonctions s'accomplissaient normalement. La cage thoracique était bien conformée.

La percussion révélait une matité bien sensible au sommet des deux poumons, et principalement dans la fosse sus-épineuse droite.

L'auscultation faisait entendre dans le même point du retentissement de la voix. La respiration était faible partout, mais d'une manière beaucoup plus marquée aux deux sommets ; l'expiration y était prolongée, on y entendait quelques craquements et des bulles muqueuses disséminées.

*Traitement.* — Un quart de verre d'eau minérale de Bonnes, matin et soir, et augmenter d'un quart de verre tous les quatre jours.

Le 4 juillet, je constatai qu'il y avait un peu moins de matité au sommet gauche, que la respiration y était moins faible et que le murmure vésiculaire y était plus franc et plus net. Il n'en était pas de même à droite, où je ne trouvai aucun changement appréciable; j'y constatai les mêmes signes qu'à mon premier examen.

Le traitement hydro-minéral fut régulièrement continué; je prescrivis en outre de boire aux repas de la macération de quinquina avec le vin.

Le 15 juillet, l'appétit était revenu et la pâleur commençait à disparaître. La percussion et l'auscultation ne me firent plus rien percevoir d'anormal au sommet du côté gauche : la matité avait tout à fait disparu, le murmure vésiculaire était pur, et la respiration ne présentait en ce point aucune différence avec le reste du poumon de ce même côté.

Du côté droit, la matité avait un peu diminué, ainsi que le retentissement de la voix. Les râles et les craquements avaient disparu; mais la respiration était, relativement, faible encore. Toutefois, la malade toussait beaucoup moins, et pouvait faire d'assez longues promenades en montant, sans éprouver de dyspnée ni d'essoufflement.

Comme son séjour aux Eaux-Bonnes devait se prolonger et que d'ailleurs elle éprouvait les phénomènes de saturation hydro-minérale et avait pris l'eau en dégoût, je crus devoir suspendre le traitement pendant quelques jours.

Il fut repris le 24 juillet (un verre le matin et un verre le soir).

Le 5 août, j'examinai la malade avec le plus grand soin. La percussion et l'auscultation ne me présentèrent absolument rien d'anormal dans aucun point des deux poumons. L'appétit continuait à être excellent. L'embonpoint laissait toujours beaucoup à désirer; mais mademoiselle

M. D... avait repris ses couleurs et sa fraîcheur; elle ne toussait plus du tout depuis une douzaine de jours et se trouvait dans les conditions d'une très bonne santé. Elle quitta les Eaux-Bonnes le 7 août.

Depuis cette époque j'ai plusieurs fois reçu des nouvelles de cette malade. Non-seulement la guérison s'est maintenue, mais l'embonpoint est rapidement revenu ; et à la date du 22 décembre dernier, sa mère m'écrit: « Je vous assure que si vous voyiez ma fille aujourd'hui, vous trouveriez la cure des Eaux-Bonnes plus merveilleuse encore que vous ne le pensez. Elle fait l'admiration de toute la ville par sa belle fraîcheur et sa bonne santé. »

Je pourrais joindre à ce fait celui d'un jeune homme de seize ans, qui présenta à mon examen, dans la saison de 1857, des signes presque identiques avec ceux de la malade précédente, et dont le traitement hydro-minéral eut un résultat semblable. Mais, n'ayant point pris de notes suffisamment détaillées pour donner une observation complète, je me borne à le mentionner en passant. Je sais seulement que depuis dix-huit mois sa guérison ne s'est pas démentie, et que sa santé est aujourd'hui excellente.

J'ai observé en outre trois autres faits très analogues aux deux précédents. Mais, quelque satisfaisant qu'ait pu être le résultat constaté, lorsque les malades ont quitté les Eaux-Bonnes, je considère ces observations comme incomplètes, parce que je n'ai eu depuis lors aucun renseignement sur les personnes qui en font le sujet. Je me borne donc à les mentionner simplement ici, sauf à y revenir plus tard, si l'occasion m'est donnée de les revoir.

J'ai à peine besoin de faire remarquer que chez la malade qui m'a fourni cette première observation, plusieurs médecins qui l'ont soumise à un examen attentif, ont constaté, à des époques différentes, les signes rationnels et stéthoscopiques que l'on a coutume de rapporter à l'existence de tubercules crus au sommet des poumons. Il était d'autant plus légitime de diagnostiquer cette affection, que la mort du père à la suite d'une maladie chronique de la poitrine, semblait laisser voir clairement l'action de l'influence héréditaire. Et cependant, en considérant combien la guérison a été rapide et radicale, il était impossible de ne pas avoir les doutes les plus sérieux sur la nature des altérations qui existaient dans les poumons. Lorsque surtout on analyse la progression graduelle de la cure, que l'on voit disparaître peu à peu tous les phénomènes stéthoscopiques, en même temps que l'on constate d'autre part le retour de la sonorité et de la respiration normale, il devient bien difficile de persister dans l'opinion primitivement admise, que cette malade était réellement tuberculeuse.

En effet, jusqu'à présent on ne connaît que deux modes de guérison de la phthisie pulmonaire : 1° le passage des tubercules à l'état crétacé ; 2° leur élimination du sein de l'organisme, en laissant à leur place une excavation. Je ne parle pas de l'hypothèse de la résorption tuberculeuse; car personne ne l'admet formellement, et, en tout cas, elle n'a jamais été démontrée et ne peut être regardée pour le moment que comme une simple vue de l'esprit (1).

Ici le premier mode de guérison est le seul qui pourrait être supposé, puisque mademoiselle M. D... n'a présenté absolument aucun symptôme de ramollissement et d'élimination tuberculeux. Si donc notre jeune malade était réellement atteinte de phthisie pulmonaire, il est évident que les productions morbides ont dû passer à l'état crétacé.

(1) Voyez l'APPENDICE, à la fin de ce Mémoire.

Mais dans ce cas, elles n'ont pas cessé d'exister dans les poumons, et leur présence, même après cette transformation, doit s'y manifester par des signes stéthoscopiques à peu près semblables à ceux qui ont été observés chez elle avant le traitement ; il doit y avoir de la matité, une respiration faible, une expiration prolongée, du retentissement de la voix. Or, rien de tout cela n'existe ; la sonorité est parfaite et la respiration s'exécute normalement. On n'a pu constater aucun phénomène révélant, soit la présence d'une production étrangère dans les poumons, soit une induration quelconque. Cette suite de déductions me paraît devoir nous amener nécessairement à conclure que mademoiselle M. D... n'était pas tuberculeuse.

Mais alors à quel genre d'altération pulmonaire doit-on rapporter l'affection dont elle était atteinte ? C'est ce qu'il est impossible de déterminer d'une manière exacte. Toutefois, si, d'une part, l'on réfléchit à ceci : que la malade n'avait précédemment contracté aucune inflammation aiguë, soit des plèvres, soit des bronches, soit du tissu pulmonaire, qu'aucun symptôme ne révélait une maladie du cœur et que par conséquent il n'est possible d'admettre chez elle l'existence d'aucune des altérations qui peuvent se produire consécutivement à ces divers états morbides ; si, d'autre part, les phénomènes observés ici ne semblent point révéler quelqu'une de ces productions décrites par différents auteurs, telles que granulations grises non tuberculeuses, matière amorphe et albumineuse, etc., on est conduit, par voie d'exclusion, à penser qu'il y avait là une simple congestion pulmonaire établie d'emblée ou par suite des *rhumes* que la malade avait précédemment contractés.

Je ne me dissimule point que cette manière de voir n'est appuyée sur aucune preuve directe. Mais on sait, et M. le professeur Grisolle le constate lui-même, que les congestions pulmonaires ont été peu et mal étudiées jusqu'à ce jour ; par conséquent il n'est nullement déraisonnable de leur attribuer des phénomènes qui ne peuvent être rationnellement rapportés à aucune affection bien définie des organes respiratoires. Au reste, je donne cette opinion pour ce qu'elle vaut, et sans y attacher une trop grande importance. Ce qu'il m'importe de faire ressortir dans cette observation, c'est que je n'ai point eu affaire à une phthisie tuberculeuse, bien que tous les médecins, moi compris, qui ont examiné la malade, se soient crus autorisés, par les notions qui ont généralement cours dans la science, à diagnostiquer cette affection.

---

IIe OBSERVATION. — Madame B..., âgée de quarante-deux ans, de constitution forte en apparence, a commencé à être souffrante en août 1857. Elle toussait de temps en temps, éprouvait des malaises mal définis, maigrissait un peu et perdait l'appétit. Ses règles revenaient tous les vingt jours ; mais elle perdait très peu de sang. Elle avait de l'oppression et quelques palpitations.

Le 4 février 1858, elle alla consulter M. le docteur Gendrin qui constata les symptômes suivants : « une toux chronique sèche, une ardeur habituelle à la gorge, sans aucune apparence d'érythème de la muqueuse, des palpitations habituelles liées à un bruit de souffle périsystolique, un sentiment général de débilité, un certain degré d'affaissement moral. Le murmure vésiculaire, au sommet gauche postérieur surtout, est remarquablement dur et sec. »

Le 11 février, la malade retourne chez M. Gendrin, qui constate qu'elle continue de tousser, qu'elle expectore en petite quantité des crachats muqueux striés, que la toux, pendant la nuit, est quinteuse et très fatigante, avec une douleur au sommet postérieur gauche. Il trouve en outre au même sommet postérieur, la respiration craquante, humide, et un faible degré de matité. Il y *a évidemment*, dit-il, *des indurations lymphatiques au sommet postérieur gauche.*

A la suite de ces deux consultations, l'état de madame B... s'aggrava notablement. La toux devint plus fréquente et provoqua plusieurs fois des crachements de sang assez abondants. L'oppression devint plus forte et la malade, conseillée par un de ses parents, alla en avril consulter M. le docteur Guéneau de Mussy. Je n'ai aucun détail écrit sur les symptômes observés par cet honorable et distingué confrère; mais il ne laissa point ignorer au mari de madame B... la gravité de son pronostic; et il m'a confirmé à moi-même que, dans son opinion, cette malade était évidemment atteinte de tubercules pulmonaires.

Enfin M. le docteur Demarquay, consulté à son tour en mai et juin, diagnostiqua également la phthisie tuberculeuse, au commencement de la période de ramollissement. A cette époque déjà, les deux poumons étaient malades; madame B... était beaucoup amaigrie et tous les symptômes précédemment signalés s'étaient considérablement aggravés, sauf les palpitations qui avaient disparu. Cependant sous l'influence du traitement auquel elle fut soumise, une amélioration assez notable s'était déjà fait sentir, lorsque M. le docteur Demarquay lui conseilla de se rendre aux Eaux-Bonnes, où elle vint me consulter le 19 juillet dernier.

Je la trouvai dans l'état suivant : la malade est triste, inquiète et fort découragée. Il y a chez elle un certain degré d'amaigrissement, elle se fatigue vite, sans pourtant que les forces soient beaucoup déprimées ; elle a de l'oppression et de l'essoufflement ; elle se plaint de ne pas dormir la nuit à cause d'une toux fréquente qui revient par quintes. Elle expectore en quantité modérée des crachats opaques, homogènes, presque privés d'air et assez consistants; je n'y ai pas vu de sang, mais je dois dire que j'ai vainement prié la malade de cracher dans un vase et de me garder les produits expectorés, je n'ai pu l'obtenir. Elle n'a aucun appétit; son visage est pâle et les traits en sont manifestement altérés.

Le thorax me paraît normalement conformé. Il n'y a pas de fièvre.

La percussion révèle une matité très notable aux deux sommets, tant en avant qu'en arrière; il y en a encore, mais beaucoup moins, à la partie inférieure du côté gauche.

L'auscultation fait percevoir un grand retentissement de la voix des deux côtés, dans les fosses sus et sous-épineuses, mais plus éclatant à droite qu'à gauche. La respiration est faible partout, mais considérablement diminuée dans les lobes supérieurs; il y a dans les mêmes points, et principalement à gauche, des craquements humides et des bulles muqueuses assez nombreuses et assez bruyantes pour empêcher d'entendre en ces endroits le murmure vésiculaire. Il y a encore d'autres bruits disséminés dans différents points, tels que râles muqueux et crépitants plus forts à gauche qu'à droite.

Sans connaître alors le diagnostic porté par les honorables confrères qui avaient vu cette malade avant moi, je pensai comme eux qu'elle avait des tubercules des deux côtés avec commencement de ramollissement à gauche.

Madame B... est restée trente-trois jours aux Eaux-Bonnes, elle a pris les eaux à doses progressives, en commençant par un quart de verre matin et soir; la dose la plus forte a été de trois verres et demi par jour.

Pendant ce court espace de temps, l'amélioration a été

tellement rapide que déjà au bout de vingt jours la plupart des symptômes s'étaient notablement amendés. La gaieté et l'entrain étaient tout à fait revenus ; la toux et l'expectoration avaient insensiblement diminué, puis entièrement cessé ; l'appétit s'était promptement développé ; le visage avait pris un bon aspect et les joues se coloraient de jour en jour ; les nuits étaient devenues excellentes.

J'avais soin d'ausculter la malade tous les huit jours, et je pus constater ainsi la diminution progressive de presque tous les signes stéthoscopiques relatés plus haut. A la fin de son séjour à Bonnes, elle était dans l'état le plus satisfaisant, l'embonpoint et la fraîcheur commençaient à revenir ; la malade faisait sans fatigue d'assez longues promenades ; les fonctions pulmonaires se faisaient bien, et à ma dernière auscultation, j'entendais partout le murmure vésiculaire et tous les bruits anormaux avaient successivement disparu ; il restait seulement un peu de rudesse et de faiblesse dans la respiration.

Madame B... quitta les Eaux-Bonnes le 23 août, dans l'état le plus satisfaisant.

Ce tableau, quoique vrai et exact dans tous ses détails, est tellement séduisant qu'on pourrait m'accuser d'avoir observé avec des yeux trop complaisants. Mais en octobre dernier, c'est-à-dire trois mois après son départ des Eaux-Bonnes, la guérison de la malade ne s'était pas démentie ; et lorsqu'elle vint voir son médecin, M. le docteur Demarquay, celui-ci put s'assurer, à sa grande surprise, que tous les phénomènes qui l'avaient si fort inquiété étaient définitivement disparus. Il constata à peine un peu de rudesse dans la respiration, le murmure vésiculaire était entendu partout, il n'y avait de matité dans aucun point ; seulement la respiration était encore un peu faible.

Au milieu du mois de décembre, j'ai vu le mari de madame B... qui m'a affirmé que la malade continuait à être dans une situation excellente, et que sa santé générale s'était encore améliorée et consolidée.

Cette seconde observation diffère de la première, en ce que le sujet a présenté à tous les médecins qui l'ont successivement examiné, la plupart des caractères appartenant au ramollissement tuberculeux à son début. Sa cure devrait donc être rapportée au deuxième mode de guérison de la phthisie, c'est-à-dire à l'élimination de la matière tuberculeuse après son ramollissement. Les seuls doutes sur la nature de la maladie que pourraient faire naître les détails ci-dessus énumérés des symptômes observés, peuvent provenir des deux circonstances suivantes : 1° de ce que tous les phénomènes morbides ont disparu avec une rapidité inusitée ; 2° de ce que la guérison s'est opérée sans fournir à l'auscultation aucun signe de la formation d'une caverne. En effet, pas un des examens auxquels je me suis livré avec toute l'attention dont je suis capable, ne m'a permis d'entendre ni souffle caverneux, ni gargouillement véritable, ni pectoriloquie.

Ces deux circonstances sont-elles de nature à faire planer une incertitude sérieuse sur la justesse du diagnostic qui a été porté avec une concordance unanime et à des époques différentes par des médecins dont personne ne peut contester la haute compétence et la grave autorité en pareille matière, et qui d'ailleurs ont vu la malade à l'insu l'un de l'autre ? Je laisse à chacun la liberté de faire à cette question la réponse qui lui sera suggérée par la lecture et par la méditation des faits que j'ai rapportés. Je ferai seulement remarquer, en ce qui concerne la rapidité de la guérison, que, lors de son arrivée aux Eaux-Bonnes, la malade éprouvait déjà depuis plusieurs semaines une amélioration assez sensible, et que, par conséquent, la résolution de cet état morbide préparée par les traitements antérieurs a été seulement hâtée et menée rapidement à une terminaison heureuse par la médication hydro-minérale. Il me paraît donc qu'on peut difficilement se prévaloir de la promptitude de cette guérison pour en faire un argument concluant contre la justesse du diagnostic porté.

Il n'en est pas de même de l'absence bien constatée de tous les signes qui révèlent la formation d'une caverne. Cette circonstance a une valeur réelle et une portée sérieuse. Comment, en effet, concevoir la guérison de tubercules en voie de ramollissement sans l'existence, au moins momentanée, de l'excavation qu'ils doivent laisser à leur place? Dira-t-on que celle-ci a pu se remplir, à mesure qu'elle se formait, de matière crétacée ou calcaire, phénomène qui est signalé par les auteurs comme un des modes de guérison des cavités tuberculeuses? Mais, dans ce cas, l'auscultation et la percussion fourniraient, même encore aujourd'hui, quelques symptômes qui feraient certainement découvrir la présence de ces matières dans le poumon, et c'est ce qui n'a pas lieu ici. Admettra-t-on que l'excavation est immédiatement revenue sur elle-même au fur et à mesure de sa formation, et qu'elle s'est oblitérée par suite de la transformation de sa fausse membrane en tissu fibro-cartilagineux, mode de guérison des cavernes qui a été également admis et constaté? Mais ce genre de cicatrisation ne peut avoir lieu sans laisser entendre à sa suite quelques bruits particuliers, tels que bronchophonie, ou au moins fort retentissement de la voix, et c'est ce qui n'a pas été observé. On peut encore concevoir que, dans le fait dont il est question, l'excavation s'est resserrée, s'est oblitérée par simple rapprochement de ses parois, en même temps qu'elle se formait et se vidait, en laissant à sa place une ligne cellaleuse ou cellulo-fibreuse résultant de l'adhérence de ses surfaces internes, mode de terminaison qui pourrait s'accorder avec tous les phénomènes observés. Mais il faut remarquer ici, avec M. le professeur Grisolle, qu'il n'existe pas encore dans la science un seul cas bien authentique de ce mode de guérison.

Enfin il y a une explication dont je reconnais toute la valeur ; elle consiste à dire que dans le cas de tubercules disséminés par très petits groupes, l'élimination peut se faire sans qu'ils laissent à leur place une caverne proprement dite, et par conséquent sans permettre de constater ni souffle caverneux, ni vrai gargouillement. Il est sans doute difficile de faire concorder cette interprétation avec tous les signes physiques relatés plus haut dans mon observation. Toutefois je pense qu'on peut, sans trop exagérer l'argument, en faire l'application au fait dont il s'agit et résoudre par là une partie des difficultés qu'on y rencontre.

On pourrait encore, à la rigueur, supposer que cette malade a été atteinte d'une première poussée de tubercules après laquelle le travail s'est arrêté, et que plus tard il se manifestera une nouvelle irruption du produit morbide. Laënnec affirme en effet que la phthisie pulmonaire affecte très souvent cette marche saccadée. Dans l'espèce, cela n'est pas absolument impossible ; mais, en tout cas, c'est une hypothèse gratuite que ne justifient nullement les phénomènes observés, et qu'il est même encore extrêmement difficile d'admettre en présence des signes fournis actuellement par l'auscultation.

Il reste donc bien établi qu'en se livrant à une discussion attentive et approfondie de toutes les hypothèses sérieuses que peut faire naître l'observation dont M^me B... est le sujet, on ne parvient pas à faire disparaître complétement les difficultés qu'elle présente au point de vue du diagnostic, et qu'on peut encore, sans se montrer trop méticuleux et trop exigeant, conserver quelques doutes sur la nature des altérations qui existaient dans les poumons de cette malade.

Au reste, quelle que soit l'opinion qu'on se forme sur le genre d'affection auquel nous avons affaire ici, il reste un fait acquis et positif qui a une importance incontestable dans la question, c'est celui de la guérison. Ce fait doit être un grand encouragement aussi bien aux médecins qui resteront convaincus de la justesse du diagnostic porté, qu'à ceux qui refuseront d'admettre ici l'existence de tubercules en voie de ramollissement ; car les désordres qui existaient dans les organes pulmonaires, qu'elle qu'ait été d'ailleurs leur nature, étaient tels qu'il était très légitime de concevoir les plus sérieuses inquiétudes sur l'état de M^me^ B...

---

III^e^ Observation. — M. J. P..., américain des États-Unis, est âgé de trente-cinq ans, fortement constitué et a joui d'une bonne santé jusqu'en septembre 1857, où il a commencé à tousser. Atteint ensuite, en janvier 1858, d'une affection catarrhale, la toux a augmenté ainsi que l'expectoration qui est devenue abondante.

C'est dans ces circonstances que le malade est venu en Europe, où il a consulté d'abord à Londres un médecin distingué qui a porté le plus fâcheux diagnostic et n'a pas craint de déclarer au malade *qu'il existait une caverne dans un de ses poumons*. Il l'a en outre dissuadé d'aller aux Eaux-Bonnes, où celui-ci avait l'intention de se rendre.

M. P... vint ensuite à Paris réclamer les conseils de notre vénéré maître, M. Louis, qui, après un examen approfondi, reconnut, sans avoir d'ailleurs aucune connaissance de la consultation de Londres, l'existence d'une simple bronchite, et lui prescrivit d'aller passer une saison aux Eaux-Bonnes.

Le malade y arriva le 22 juin et vint immédiatement me consulter.

Il présenta à mon examen les phénomènes suivants :

Je le trouvai triste, inquiet et très vivement préoccupé surtout d'avoir perdu 10 kilogrammes de son poids. Il ne se plaint ni de dyspnée ni d'essoufflement ; il dort bien et n'a pas perdu l'appétit d'une manière sensible ; il n'a jamais eu de crachements de sang ; il tousse fréquemment et expectore avec un peu de peine, surtout le matin, une grande quantité de crachats épais, homogènes et simplem entmuqueux; du moins il m'a été impossible d'y apercevoir clairement aucune autre matière que de la mucosité. Il m'avoue qu'il croit avoir un *trou* (c'est son expression) dans le poumon.

La percussion révèle une matité bien marquée au sommet des deux poumons, en arrière et en avant; cette matité est plus prononcée à droite qu'à gauche.

A l'auscultation on entend plus ou moins le murmure vésiculaire partout, excepté sous l'omoplate droite, où il n'est pas saisissable ; mais le bruit respiratoire est faible au sommet gauche, et l'expiration y est prolongée. Des râles muqueux disséminés se font entendre dans la plus grande partie de la poitrine ; ces râles deviennent très confluents vers le centre de l'omoplate droite, où ils s'accumulent et se concentrent dans un très petit espace et où ils prennent une intensité telle, qu'ils ressemblent à un véritable gargouillement. Il n'y a point de pectoriloquie, et il est très difficile de dire s'il y a du retentissement de la voix, parce que le malade a un timbre de basse-taille extrêmement sonore qui domine tout autre bruit.

M. P... suivit très régulièrement le traitement hydrominéral jusqu'au 20 juillet. Je pus constater la diminution progressive, mais relativement assez lente, de la toux, de l'expectoration et des râles muqueux, ainsi que de la matité. Il y avait donc une amélioration bien réelle et très notable dans son état, lorsque le 20 juillet j'appris par un des amis du malade qu'il avait reçu une lettre de son médecin de Londres, dans laquelle celui-ci lui confirmait la conviction où il était qu'il existait une caverne dans son poumon, et qu'il se refusait à croire que la cure des Eaux-Bonnes pût lui être utile.

Cette nouvelle replongea le malade dans les inquiétudes et dans la tristesse dont il était depuis quelque temps débarrassé. Je crus devoir, pour le rassurer et pour lui donner un témoignage authentique de sa bonne situation, lui proposer une conférence avec un de mes confrères qui, de concert avec moi, lui remettrait une consultation écrite et détaillée. Cette proposition fut acceptée, et le 23 juillet, mon honorable confrère et ami, le docteur Mesnet, vint me prêter son concours éclairé et procéda à l'examen du malade. On comprendra facilement que dans la situation qui nous était faite, nous dûmes apporter, d'une part, la plus grande attention à constater l'état de M. P..., et de l'autre une sage réserve dans les expressions employées pour rédiger notre consultation.

Voici les termes de cette pièce :

« ... Nous constatons d'abord que M. P... est bien conformé, que son thorax est normalement développé et que son embonpoint est convenable, bien que le malade accuse une diminution de poids de 10 kilogrammes. Il dort bien, a un appétit excellent ; ses digestions sont normales ainsi que ses autres fonctions. Chaque jour, et principalement le matin, il tousse et expectore facilement quelques crachats muqueux ; mais ces deux phénomènes ont notablement diminué depuis cinq semaines.

» L'examen de la poitrine, fait aujourd'hui, 23 juillet, donne les résultats suivants :

» La percussion révèle une sonorité normale dans tout le côté gauche de la poitrine. Du côté droit, au contraire, on perçoit distinctement une diminution de sonorité au-dessus et immédiatement au-dessous de la clavicule, sans cependant qu'il y ait matité complète. Dans tout le reste de ce même côté la sonorité est normale.

» A l'auscultation, on entend le murmure vésiculaire dans toute l'étendue des deux poumons ; mais en même temps on entend des râles muqueux disséminés, et principalement sous l'omoplate droite. Il y a également une légère différence dans le bruit respiratoire des deux côtés ; ce bruit est un peu plus rude à droite qu'à gauche ; en outre, l'expiration se prolonge un peu plus à droite. Si l'on fait parler le malade, le retentissement de la voix ne nous offre point de différence sensible de l'un à l'autre côté, l'examen de ce phénomène étant du reste rendu difficile par le timbre même de la voix du malade. Toutefois, ces divers phénomènes d'auscultation apparaissent plutôt comme des nuances que comme des différences tranchées.

» De tout ce qui précède, nous concluons que M. P... est atteint de bronchite chronique en voie de résolution ; que la matité relative constatée au sommet du poumon droit peut permettre d'y soupçonner quelques indurations de nature suspecte ; que, d'ailleurs, il n'existe ni caverne ni ramollissement tuberculeux actuellement appréciables.

» L'usage des Eaux-Bonnes continué pendant trente-deux jours à doses progressivement croissantes paraît avoir produit ce résultat heureux que les râles muqueux confluents sous l'omoplate droite ont considérablement diminué, ainsi que la toux, et que l'expectoration est devenue plus facile et plus rare ; qu'il est permis, par conséquent, d'espérer que des soins suffisamment prolongés et bien dirigés compléteront le résultat préparé par la médication thermale. »

J'ai appris récemment que M. P..., après être resté à Paris pendant deux mois, est parti pour l'Amérique en novembre dernier, et qu'à cette époque sa santé s'était encore consolidée et se trouvait alors dans un état très satisfaisant.

Dans cette troisième observation, il n'y a pour moi aucune incertitude sur le diagnostic, et j'ajouterai que l'analyse et l'ensemble des symptômes observés devait naturellement conduire et a en effet conduit trois des médecins qui ont examiné M. P... à reconnaître une bronchite chronique. Je n'aurais donc point inséré ce fait dans mon mémoire si un médecin anglais, distingué et recommandable d'ailleurs, n'avait pas conclu avec une profonde conviction et une insistance beaucoup trop grande à l'existence d'une excavation tuberculeuse. Il est évident que cet honorable confrère a donné à deux des signes que présentait le malade une valeur et une signification que, dans l'espèce, ils ne comportaient certainement pas : je veux parler de l'amaigrissement qui préoccupait si fort M. P..., parce qu'il lui avait fait perdre 10 kilogrammes de son poids, et surtout de ce gros râle sous-crépitant qui existait sous l'omoplate droite et qui, de fait, ressemblait beaucoup à un vrai gargouillement, sans toutefois qu'il y eût aucune apparence de respiration caverneuse.

La préoccupation souvent excessive et la tendance qu'éprouvent beaucoup de médecins à reconnaître la phthisie tuberculeuse dès qu'ils constatent quelques phénomènes stéthoscopiques qui ne leur paraissent pas tout d'abord devoir être nettement rattachés à d'autres états morbides bien définis des poumons, leur fait parfois porter un diagnostic entaché de précipitation. Ils donnent à ces symptômes pris isolément une signification que l'ensemble des autres signes ne justifie pas, et ils sont entraînés, comme dans le cas que je viens de citer, à des erreurs d'autant plus fâcheuses qu'elles peuvent avoir une portée et des conséquences pratiques extrêmement graves. C'est ainsi que M. P..., malgré l'amélioration considérable qu'il avait éprouvée, continuait néanmoins à être dans un état de tristesse et d'inquiétude déplorable. Évidemment cet homme se croyait voué à une mort prochaine et inévitable malgré les assurances contraires qu'il recevait de toutes parts.

Bien que je sois profondément convaincu de la légitimité et de la justesse du diagnostic que nous avons porté dans ce cas, je n'oserais certes pas affirmer qu'il n'existe point de tubercules crus ou miliaires dans les poumons de M. P... La consultation qui a été rédigée en commun par mon honorable confrère, M. le docteur Mesnet, et par moi, est restée à cet égard dans les termes d'une réserve prudente et commandée par les circonstances. Mais, existât-il des tubercules, ce qu'il est impossible de savoir, quant à présent, cela ne justifierait en aucune sorte le diagnostic de Londres qui concluait à l'existence d'une caverne.

Ce diagnostic, fondé sur un seul signe stéthoscopique, rappelle naturellement à l'esprit les critiques de M. le professeur Skoda, qui ne veut pas qu'on regarde le gargouillement comme un caractère propre à l'excavation tuberculeuse. Seulement il y a une distinction essentielle à faire au sujet de cette opinion de notre honorable confrère de Vienne. Il est évident que le râle à grosses bulles, ou gargouillement, n'a point une valeur pathognomonique, et que, pris isolément, il ne peut rationnellement faire conclure à l'existence d'une caverne. Mais il acquiert une signification fort importante lorsqu'il est précédé et accompagné des autres phénomènes qui indiquent qu'une cavité s'est formée dans un point des poumons. Dans ce dernier cas, les observations de M. Skoda perdent beaucoup de leur force, et les règles posées par Laënnec conservent toute leur autorité. Sans doute il est parfois très difficile de distinguer le râle caverneux du râle bronchique, et l'observation que je viens de rapporter en est une preuve; mais ce n'est pas une raison pour enlever à ce bruit toute signification spéciale, comme le veut le professeur de Vienne; car en le rapprochant des autres signes fournis par l'examen stéthoscopique, il conserve en pratique une valeur que les critiques de M. Skoda ne peuvent avoir la prétention de détruire. Si donc il n'est point à lui seul l'expression absolue d'une excavation tuberculeuse, ni même d'une dilatation bronchique, il conserve cependant, dans un très grand nombre de cas, le caractère d'un renseignement précieux pour arriver à la constatation de ces lésions.

---

Tels sont les faits qu'il m'a semblé utile de faire connaître. Je demanderai la permission d'y ajouter quelques considérations propres à compléter ma pensée et qui achèveront de bien faire comprendre le but que je me suis proposé en les publiant, avant d'attendre le moment où une plus longue expérience clinique des faits d'auscultation et de percussion aura donné à mes idées l'autorité qui leur manque encore.

Ainsi que je le disais tout à l'heure, la persuasion où l'on est trop généralement que, en dehors du cancer, les tubercules seuls peuvent et doivent exister chez les malades qui présentent un certain nombre de phénomènes bien connus sous le nom de signes physiques et rationnels, et révélant une affection chronique des poumons, a souvent conduit les médecins à porter des diagnostics hasardés et même tout à fait erronés. Ils ont pu ainsi, en se donnant un tort beaucoup plus apparent que réel, fournir à d'autres l'occasion de remporter de faciles triomphes, et, dans tous les cas, ils ont contribué à augmenter une confusion fâcheuse. Il est donc nécessaire de rappeler ici des faits souvent oubliés et que pourtant on ne doit jamais perdre de vue quand on cherche à déterminer la nature d'une maladie chronique des organes pulmonaires dont les caractères ne présentent pas tout d'abord la netteté et la précision désirables. Il faut se souvenir que plusieurs auteurs ont indiqué divers états morbides des voies respiratoires bien distincts des tubercules, et ayant néanmoins pour expression un ensemble de symptômes très analogues, pour ne pas dire semblables, à ceux présentés par ces productions accidentelles.

C'est ainsi que MM. Hourmann et Dechambre (1) ont décrit l'hépatisation planiforme, sorte d'infiltration œdémateuse ou de forte congestion du tissu pulmonaire; que MM. Ch. Robin et Isambert (2) ont signalé la carnification congestive dépendant des maladies du cœur, laquelle consiste dans l'interposition entre les éléments normaux du tissu pulmonaire, d'un élément amorphe de nouvelle formation; que MM. Ch. Robin et Lorain (3) ont décrit *des granulations grises entièrement différentes et indépendantes des tubercules, quoiqu'elles en aient l'apparence et les formes extérieures*. On sait d'ailleurs que le tissu des poumons longtemps comprimé par un épanchement pleurétique se condense et devient sec et comme imperméable à l'air. Il faut ajouter à ces diverses altérations celles si

(1) *Archives de médecine*, mars 1838.
(2) *Gazette médicale*, 1855, n° 29, 30 et 31.
(3) *Mémoires de la Société de biologie*, 1854, p. 58.

nombreuses, et quelques-unes mal connues et peu étudiées, qui proviennent directement de phlegmasies plus ou moins étendues des bronches, du tissu pulmonaire ou des plèvres, et qui consistent le plus souvent en indurations, épaississements, fausses membranes, engorgements, hypertrophies, transformations histologiques, etc., etc. Mentionnons encore ces états pathologiques qui, après en avoir imposé pour des maladies organiques à leur début, avec tout le cortége de symptômes qui caractérise ces dernières, se guérissent facilement par des traitements appropriés, comme j'en ai rencontré plusieurs cas et comme paraît être le fait de ma première observation. Ces maladies, peu graves par elles-mêmes, sont à peu près inconnues dans leur nature et dans leur anatomie pathologique, parce que, se terminant toujours par la guérison ou se transformant en d'autres états morbides, les recherches nécroscopiques font défaut, et la science reste incomplète à leur égard. C'est probablement à ces dernières affections qu'il faut rattacher les congestions pulmonaires dont l'histoire est encore tout entière à faire.

Si je ne me trompe, c'est aux différentes altérations que je viens de signaler qu'il faut attribuer en grande partie la cause des difficultés que nous éprouvons souvent quand il s'agit de préciser le diagnostic et le pronostic d'un certain nombre d'affections des organes respiratoires qui se présentent à nous dans la pratique. Ces maladies ne sont pas aussi rares qu'on pourrait le croire, et l'on comprend très bien comment elles doivent donner à la percussion et à l'auscultation des signes analogues à ceux fournis par l'affection tuberculeuse. En effet, qu'il y ait dans les poumons des granulations grises de MM. Ch. Robin et Lorain ou des tubercules miliaires, et même déjà passés à l'état de crudité, l'expression stéthoscopique sera le plus souvent la même.

Qu'il y ait épaississement du tissu cellulaire interlobulaire, comme l'ont vu MM. Andral, Chomel et Grisolle, ou carnification congestive, ou dépôt de matière amorphe, comme l'ont observé MM. Ch. Robin et ses collaborateurs, nous aurons encore là des signes physiques très analogues à ceux de la phthisie. Et quant aux signes rationnels, il est facile de se rendre compte que des altérations, même peu graves par elles-mêmes, établies pendant longtemps dans des organes aussi importants que les poumons, en gênent beaucoup les fonctions et, par suite, produisent un dépérissement plus ou moins considérable du sujet.

Sans vouloir prétendre que les difficultés du diagnostic soient aussi grandes à la période de ramollissement des tubercules que dans le premier degré d'évolution de ces produits morbides, je crois cependant que dans ce cas encore il y a parfois bien des motifs d'hésitation et d'incertitude. En effet, la plupart des bruits auxquels on a donné le nom de râles, n'indiquent en définitive que la présence de liquides traversés par l'air atmosphérique, et aucun d'eux n'a réellement la valeur d'un signe pathognomonique, s'il est isolé. Ils peuvent donc tous, dans des circonstances assez rares pourtant, appartenir à des lésions différentes de celles de la phthisie. On peut en dire autant de la plupart des modifications respiratoires ; de sorte que ce n'est que par la concordance des uns avec les autres qu'on peut arriver, dans la majorité des cas, à préciser assez nettement le diagnostic. Dans ceux, au contraire, où cette concordance n'existe pas, chacun de ces signes perd proportionnellement de sa valeur et de sa signification. Mes deux dernières observations peuvent, je crois, être invoquées à l'appui de ces remarques et servir à faire comprendre que là encore la science laisse des doutes à lever et des obstacles à vaincre.

Il me semble que c'est bien dans l'ordre de faits signalés précédemment qu'il convient de chercher l'explication des divergences si grandes existant entre la manière dont M. le professeur Skoda considère les signes stéthoscopiques et celle qui appartient à notre illustre Laënnec et à son école. Je crois, pour mon compte, que notre distingué confrère de Vienne a été un peu excessif dans son examen critique des phénomènes de stéthoscopie reconnus et établis par l'école française; et je pense surtout qu'au lieu d'insister, comme il l'a fait, sur des distinctions souvent difficiles à saisir et peu utiles à la pratique, ainsi que sur des exceptions plus ou moins rares, il aurait rendu son travail beaucoup plus fructueux si, en se laissant moins entraîner sur la pente d'un scepticisme exagéré, et s'appliquant surtout à l'étude des faits positifs dans ce qu'ils ont de général, il s'était attaché davantage à bien distinguer et à signaler les rapports qui doivent exister, dans la grande majorité des cas, entre chaque état morbide des voies respiratoires et les phénomènes de percussion et d'auscultation qui en sont l'expression; en d'autres termes, il n'a pas suffisamment ni assez nettement précisé la valeur et la signification de ces phénomènes dans chacune des lésions pulmonaires, fait capital au point de vue de la pratique, et qui cependant laisse le plus à désirer. C'est de ce côté surtout que l'école française, objet des vives attaques du professeur de Vienne, avait principalement dirigé ses efforts souvent heureux. J'ajouterai que M. Skoda s'est beaucoup trop laissé aller aux vues théoriques et aux expériences sur la matière morte et inorganique. Les unes comme les autres sont sujettes à contestations, et l'on ne peut en tirer des conséquences rigoureuses applicables aux malades. C'est dans la clinique seule qu'il faut en définitive chercher les lumières propres à éclairer ces questions difficiles de pathologie ; et c'est ce que n'a pas suffisamment compris le professeur de Vienne.

A part ces restrictions, il est certain que M. Skoda a appuyé ses critiques sur quelques observations exactes et sur des faits positifs. Sans doute il a eu le tort de trop généraliser, et l'expérience de chaque jour vient donner un démenti aux attaques qu'il a dirigées contre le plus grand nombre des faits d'auscultation établis par Laënnec avec une autorité consacrée par le temps et par le contrôle des médecins de tous les pays. Mais malgré cela, ces critiques ont leur raison d'être dans l'observation des faits ; et elles doivent être prises en grande considération par les praticiens, parce que l'occasion d'en reconnaître la justesse dans une certaine limite n'est pas aussi rare qu'on le pense généralement en France.

Il ne faut donc point demander à l'auscultation plus qu'elle ne peut et qu'elle ne doit légitimement donner. N'oublions pas qu'avant Laënnec on pouvait, dans le plus grand nombre des cas, porter un bon diagnostic des affections thoraciques. Le précieux moyen d'investigation découvert par l'illustre professeur de Paris n'aurait dû être qu'une ressource de plus ajoutée à celles que l'on possédait déjà. Malheureusement il est arrivé qu'au lieu de compléter simplement ce qu'on savait, elle l'a fait oublier en grande partie dans la pratique. Or, il ne faut pas craindre de le dire hautement : à elle seule l'auscultation ne fournit peut-être pas un seul phénomène véritablement pathognomonique, c'est-à-dire suffisant pour caractériser dans tous les cas, à lui seul, une maladie pulmonaire. Les signes qu'elle révèle n'ont donc point une valeur absolue ; mais leur signification relative est considérable. Joints à tous les phénomènes concomitants tirés du début et de la marche de la maladie, de l'état fébrile ou apyrétique, des sueurs nocturnes, des hémoptysies, etc., etc., les symptômes fournis par l'auscultationj ettent une vive lumière sur le caractère des lésions qui ont leur siége dans les organes thoraciques. Pris isolément, au contraire, ils sont insuffisants et laissent l'observateur attentif dans l'incertitude et dans le doute.

Si l'on réfléchit attentivement aux faits et aux considérations que je viens de présenter, et si l'on rapproche les uns et les autres des succès fréquents et incontestables de la médication hydro-minérale des Eaux-Bonnes dans les affections des organes respiratoires, succès qui, en définitive, ont à eux seuls établi la réputation méritée de cette station thermale, on doit, ce me semble, reconnaître que ces heureux résultats appartiennent à des malades que l'on peut diviser en deux catégories bien distinctes, savoir : 1° ceux qui sont affectés de lésions diverses de ces organes, sans qu'il existe chez eux de tubercules (je crois qu'ils sont de beaucoup les plus nombreux); 2° ceux, en plus petit nombre, qui sont atteints de vraie et légitime phthisie tuberculeuse.

Les altérations morbides, comprises dans la première catégorie, proviennent sans aucun doute d'affections multiples qui sont loin d'avoir été toutes définies et même indiquées par les auteurs. Les unes, toutefois, ont été décrites au point de vue de l'anatomie et de l'histologie, ainsi que je l'ai remarqué plus haut. Les autres, qui vraisemblablement doivent être rangées parmi les congestions pulmonaires à différents degrés, n'ont été ni décrites ni étudiées, probablement parce que les occasions ont manqué de les rencontrer dans les nécropsies. Je me crois en droit de conclure de ma première observation et de quelques autres faits observés par moi, que plusieurs de ces lésions s'établissent d'emblée et ne révèlent d'abord leur présence que par des symptômes légers qui n'attirent l'attention qu'après un temps plus ou moins long et à cause de leur persistance même. D'autres, au contraire, se produisent principalement à la suite des inflammations bronchiques, pleurales et pulmonaires dont la résolution se fait incomplétement ou qui passent à l'état chronique en laissant dans les tissus les diverses sortes d'altérations signalées par les auteurs. La plupart de ces états morbides ont ceci de commun qu'ils présentent des symptômes semblables ou du moins très analogues à ceux de la phthisie, comme je crois l'avoir établi plus haut. Je dois ajouter que la médication thermale sulfureuse est une véritable pierre de touche à l'aide de laquelle leur vraie nature peut être reconnue; car elle amène la guérison du plus grand nombre de ces affections.

Quant à celles de la seconde catégorie, que j'ai dit appartenir à la phthisie tuberculeuse vraie et légitime à toutes ses périodes, il est hors de contestation que la médication des Eaux-Bonnes en revendique à juste titre un certain nombre de guérisons. Pour ceux qui ne conserveront aucun doute sur la justesse du diagnostic porté par tous les médecins qui ont donné des soins à la malade de ma deuxième observation, ce sera un nouvel exemple à ajouter à ceux déjà constatés de guérison de tubercules à la période de ramollissement. Il y en a d'autres bien connus des médecins qui ont pratiqué aux Eaux-Bonnes. Je me contenterai de mentionner le fait parfaitement authentique d'une dame célèbre à cette station thermale par les bienfaits dont elle l'a comblée en reconnaissance du recouvrement de sa santé. Cette guérison, qui se maintient pleine et entière depuis vingt ans, s'est opérée par cicatrisation d'une cavité pulmonaire sans rapprochement complet de ses parois, de sorte que, même encore aujourd'hui, l'on peut constater, à l'aide de la stéthoscopie, l'existence de cette excavation tout à fait compatible d'ailleurs avec une assez bonne santé. C'est ce que m'affirmait tout récemment notre honorable confrère, M. le docteur de Laurès, médecin de cette dame depuis bien des années.

Il n'entre point dans le plan de ce mémoire de signaler les conditions spéciales dans lesquelles la médication des Eaux-Bonnes produit des résultats aussi heureux dans une maladie fort grave et rebelle à tant de traitements. Je ne suis point d'ailleurs en mesure de le faire, et ce n'est qu'avec beaucoup de temps et à l'aide de nombreuses observations qu'on pourra parvenir à bien déterminer ces conditions. Ce qui me paraît plus probable pour le moment, c'est que, à part l'action particulière et pour ainsi dire élective de cette eau sulfureuse sur les organes respiratoires, la stimulation et l'excitation qu'elle exerce sur toutes les fonctions de l'organisme modifient profondément l'état diathésique qui paraît favoriser le développement des tubercules; et que cette modification peut devenir assez considérable pour arrêter les évolutions de ces productions morbides. Il résulte de là que les malades tuberculeux qui semblent principalement disposés à recueillir les plus grands bénéfices de cette médication sont ceux à constitution lymphatique, dont la vitalité est déprimée, chez lesquels les fonctions sont languissantes, dont tout l'organisme est frappé d'une inertie relative, et enfin chez lesquels la marche de la maladie n'offre aucun phénomène d'acuïté proprement dite.

Du simple exposé des faits et des considérations précédentes, je crois qu'il m'est permis de tirer les conclusions suivantes :

1° L'ensemble de phénomènes ou signes dits physiques et rationnels, regardé généralement comme l'expression normale, sinon exclusive, de la phthisie pulmonaire au premier et au deuxième degré, se rencontre aussi dans d'autres états morbides des organes respiratoires.

2° Le diagnostic différentiel de ces diverses altérations pulmonaires non tuberculeuses et de la phthisie vraie et légitime offre des difficultés qui, dans l'état actuel de la science, ne peuvent être résolues le plus souvent que par la terminaison de la maladie.

3° Ces différentes lésions non tuberculeuses peuvent être primitives et spontanées, ou bien consécutives aux phlegmasies des plèvres, du tissu pulmonaire ou des bronches.

Ai-je besoin d'ajouter que l'on se tromperait gravement si l'on pensait que j'ai eu l'intention de conclure ici à l'impossibilité de diagnostiquer la phthisie tuberculeuse? Je suis au contraire très persuadé que, dans la majorité des cas, on peut arriver à reconnaître l'existence de cette maladie, parfois même en l'absence de tout phénomène positif fourni par l'auscultation, ce qui arrive dans certaines circonstances. J'ai voulu seulement prémunir les médecins, d'une part contre la valeur trop grande attribuée généralement par eux aux signes stéthoscopiques, de l'autre contre la tendance trop répandue à attribuer à la tuberculisation des états morbides très différents.

---

# APPENDICE.

---

C'est seulement lorsque mon mémoire était sous presse que j'ai eu connaissance des idées émises au sein de la Société d'hydrologie (1) par notre honorable confrère, M. Hérard, sur la possibilité de la résorption des matières tuberculeuses. J'ai été comme tout le monde singulièrement frappé de la conviction énergique avec laquelle notre collègue a exprimé sa manière de voir à ce sujet et des preuves qu'il a apportées à l'appui. Si la démonstration des faits annoncés par lui se vérifie, ce sera certainement un événement considérable dans l'histoire pathologique de la tuberculisation; et le but de la thérapeutique dans la phthisie pulmonaire sera indiqué avec netteté et précision. Tous les efforts des médecins devront tendre à provoquer cette résorption de la matière tuberculeuse.

M. Hérard s'appuie sur ces deux faits corrélatifs, et, suivant lui, bien démontrés : que, dans la presque totalité des cas, les tumeurs ganglionnaires chez les scrofuleux sont formées de productions tuberculeuses, et que souvent, néanmoins, ces tumeurs disparaissent sans s'ouvrir et sans suppurer. Il ne m'est pas loisible de discuter ici l'opinion si encourageante produite par M. Hérard avec un caractère

(1) Séance du 7 février 1859. — Voyez les *Annales de la Société d'hydrologie médical de Paris*, t. V, p. 248.

www.ingramcontent.com/pod-product-compliance
Ingram Content Group UK Ltd.
Pitfield, Milton Keynes, MK11 3LW, UK
UKHW021213230726
13926UKWH00001B/490

9 782016 163559